NOTICE MÉDICALE

SUR

CONTREXÉVILLE

(VOSGES)

ET LA

SOURCE DU PAVILLON

GRAND HOTEL

DE

L'ÉTABLISSEMENT

Ouvert pendant la Saison des Eaux.

Du 20 mai au 15 septembre

Six grands bâtiments, situés entre deux magnifiques parcs, renfermant salons de conversation, de jeux, de lecture, de billards et de musique; salles à manger de 200 couverts;

104 chambres de maître avec grands cabinets de toilette; depuis 2 francs et au-dessus; grands et petits appartements avec salon, depuis 5 fr. et au-dessus; châlet indépendant de l'hôtel; 50 chambres de domestiques;

Table d'hôte à dix heures et à six heures; déjeuners et dîners à la carte, dans les appartements; vins des premiers crus de Bourgogne et de Bordeaux.

Boîtes aux lettres; bureau télégraphique et bureau des messageries; cabinet de consultation des médecins; tir au pistolet, situé dans les dépendances de l'hôtel de l'Etablissement. Magasins de toutes espèces. Ateliers de photographie.

Vastes remises et Ecuries. — Voitures pour les malades.

Ce vaste Hôtel, entièrement restauré, offre aux étrangers un confortable qu'ils ne trouvent généralement pas dans la plupart des villes d'eaux.

Prix modérés.

On peut retenir d'avance des appartements, en s'adressant à M. E. MERMET, directeur-gérant de l'Etablissement hydrominéral de Contrexéville.

NOTICE MÉDICALE

SUR L'USAGE DES

EAUX MINÉRALES

DE

CONTREXÉVILLE

DE LA

SOURCE DU PAVILLON

MIRECOURT

HUMBERT, IMPRIMEUR-LIBRAIRE-ÉDITEUR

1867

SOCIÉTÉ

DES

EAUX MINÉRALES

DE

CONTREXÉVILLE

A responsabilité limitée, autorisée par decret Impérial

CAPITAL : UN MILLION

ADMINISTRATION ET SIÉGE DE LA SOCIÉTÉ

23, rue de la Michodière

A PARIS

Directeur-Gérant de l'Établissement hydrominéral

ÉMILE MERMET

CONTREXÉVILLE

ET LA

SOURCE DU PAVILLON

CONTREXÉVILLE est une commune de 700 habitants, située entre trois montagnes, dans un gracieux vallon du département des Vosges, arrondissement de Mirecourt, à 328 kilomètres de Paris, 70 de Nancy, 48 d'Epinal, 65 de Langres, 34 de Bourbonne, 27 de Neufchâteau, 28 de Mirecourt, 44 de Charmes, station du chemin de fer de Strasbourg et Nancy à Epinal, 50 de La Ferté-Bourbonne, station du chemin de fer de Paris à Mulhouse.

L'air y est vif et sain, grâce à l'élévation du plateau sur lequel il est placé et qui est l'un des points les plus culminants de la France ; la **Source du Pavillon**, à la surface du récipient, est à 375 mètres au-dessus du niveau de la mer.

La rivière du Vair, qui y prend sa source à 125 mètres en avant des sources minérales, le traverse ; de larges quais, de beaux trottoirs et de récentes plantations, fournissant déjà beaucoup d'ombrage, ont transformé ses bords en une charmante promenade très-fréquentée des buveurs.

NOTA.— A partir du 1er mai, la Société des Eaux minérales de Contrexéville adresse gratuitement des Guides contenant tous les renseignements sur les départs de chemins de fer, hôtels, etc., à toute personne qui en fait la demande affranchie, soit au Directeur de l'Établissement hydrominéral à Contrexéville, soit au siége de la Société, 23, rue de la Michedière, à Paris.

SOURCE DU PAVILLON

De temps immémorial, les habitants de Contrexéville e
des environs faisaient usage de cette eau dans plusieurs
maladies, principalement dans celles des organes digestifs
et urinaires.

Les premières cures remarquables qui lui sont dues
furent relatées par Dom CALMET, abbé de Senones, dans
sa *Notice de la Lorraine*, imprimée à Nancy en 1756.

BAGARD, premier médecin du roi Stanislas, signala les
propriétés curatives de ces eaux dans un mémoire qu'il lut
le 10 janvier 1760 à la Société des sciences et des arts de
Nancy.

En 1774, le Docteur THOUVENEL, médecin du roi
Louis XVI et du roi Louis XVIII, posa la première pierre de
l'Etablissement hydrominéral qui existe aujourd'hui et
publia des travaux importants sur les Eaux minérales de
Contrexéville.

La **Source du Pavillon**, située sous un vaste et élégant
pavillon octogone, où l'on arrive par de grandes galeries
circulaires, et absolument mise à l'abri de tout détourne-
ment et de toutes infiltrations d'eaux étrangères, donne un
débit de 140 litres à la minute ou 8,400 litres à l'heure ;
ses eaux jaillissent dans toutes les saisons à la température
de 12° au-dessus de zéro ; elles ont un léger goût de fer,
sont fraîches, légères, gazeuses et acidulées ; elles sont
d'une grande limpidité et d'une saveur agréable, et on
peut dire qu'elles font universellement plaisir à boire.

M. O. HENRY a établi de la manière suivante la composition chimique de 1,000 grammes d'eau provenant de la **Source du Pavillon.**

Principes volatils	Acide carbonique libre		0,019
	Azote avec un peu d'oxigène		indéterminé
Principes fixes.	Bicarbonates	de chaux	0,675
		de magnésie	0,220
		de soude anhydre	0,197
		de fer et de manganèse	0,009
		de strontiane, sans doute carbonatée	indices.
	Sulfates anhydres	de chaux	1,150
		de magnésie	0,190
		de soude	0,150
		de potasse	indices.
	Chlorures	de sodium	0,140
		de potassium	
		de magnésium	0,040
	Iodure. Bromure	alcalins ou terreux	indices.
	Silicates	silice. alumine	0,120
	Azotate		
	Phosphate de chaux ou d'alumine		
	Matière organique azotée		0,070
	Principe arsenical uni au fer s. doute		
	Perte		

Principes minéralisateurs	2,941
Eau pure	998,041
	1,000,000

En 1857, M. NICKLÈS, professeur de chimie à la Faculté des sciences de Nancy, a communiqué à l'Institut de France un mémoire très-remarquable sur la présence du fluor dans la composition de certaines eaux minérales, et notamment dans celles de Contrexéville. « J'en ai trouvé, dit cet auteur, en quantités sensibles à l'état de fluorures. L'eau de Con-

trexéville en est bien plus riche que celle de Plombières :
elle imprime à la lame de cristal de roche des marques
visibles à l'œil nu, tandis qu'une même quantité d'eau de
Plombières (4 litres) n'impressionne cette lame que passa-
gèrement.

« L'eau de Vichy, si riche en principes minéralisateurs
contient également des fluorures, mais en proportions
moindres que les eaux de Plombières et de Contrexéville
de telle sorte que, pour en trouver, il faut opérer sur une
plus grande quantité d'eau (8 litres au moins). »

« Le fait de la présence des fluorures, dans des eaux
minérales qui jouissent d'une réputation si méritée, semble
de nature à appeler l'attention des médecins sur les propriétés thérapeutiques de ces combinaisons, propriétés non
encore étudiées, bien qu'on sache qu'elles ne sont pas toujours toniques. »

A l'occasion de décrets impériaux qui ont déclaré la
Source du Pavillon d'intérêt public, et ont fixé un périmètre de protection, M. le ministre de l'agriculture et du
commerce a fait exécuter de nouvelles analyses par MM. les
ingénieurs des mines, François et Jutier, dont les résultat
ont été de plus en plus confirmatifs.

Les Médecins les plus distingués de Paris y ont envoyé
et y envoient chaque année leurs malades avec la plus
grande confiance.

MM. Andral, — Arnal, — Caudment, —
Cerise, — Cloquet, — Civiale, Denis, —
Guersant, — Constantin-James, — Lasè-
gue, — Leroy d'Etioles, — Lisfranc, —
Malgaigne, — Marjolin, — Mêlier, — Mer-
cier, — Rayer, — Ricord, — Rotureau, —
Segalas, — Tardieu, — Trousseau, —
Velpeau, etc.

regardent ces Eaux minérales comme souveraines dans leu
espèce.

Les principales maladies dans le traitement desquelles les Eaux de Contrexéville font sentir avec une merveilleuse énergie leur vertu curative, sont :

La gravelle, la goutte, les maladies des voies urinaires, les affections utérines, le catarrhe de la vessie, les affections de la prostate, les calculs de la vessie et des reins et les calculs biliaires.

Avant la Révolution, les Eaux de Contrexéville, qui jouissaient déjà d'une grande réputation, étaient fréquentées par les princes et les premières familles de la cour, MM. le comte d'Artois, le prince de Beaufremont, le prince de Beauvau, le prince de Poix, le duc de Choiseul et Mmes les duchesses de Cossé et de Maillé, etc., etc. La plupart des pavillons de l'Établissement ont été bâtis par ces illustres familles.

Désertée pendant les troubles de la Révolution, dès les premières années de l'Empire, la station de Contrexéville vit revenir en foule ses hôtes assidus. Les sommités de l'aristocratie, de l'armée, du clergé et de la diplomatie, des finances, de l'industrie et des arts l'ont de nouveau fréquentée. Il serait trop long de citer tous les personnages célèbres qui sont venus prendre les eaux à Contrexéville.

La **Source du Pavillon** est au milieu d'un très-beau parc, à l'entrée duquel se trouve un hôtel contenant plus de cent chambres spacieuses, bien aérées et meublées avec élégance. Les malades y trouvent un service de chambre et de table qui ne laisse rien à désirer ; ils ont, sans sortir de l'Établissement, les bains, les douches, les distractions du salon de conversation, les journaux, une bibliothèque et la promenade. En outre de l'Établissement, Contrexéville renferme un grand nombre d'hôtels ou maisons meublées dans lesquels le voyageur peut toujours trouver une table et un logement à sa convenance.

1.

Pour donner une idée des maladies principales pour lesquelles elles ont été prescrites, nous pouvons indiquer que sur 10,000 malades se rendant à Contrexéville pour venir faire leur cure à la **Source du Pavillon**,

2,498	sont atteints	de Gravelle urique,
606	—	de Gravelle phosphatique,
66	—	de Gravelle oxalique,
6	—	de Gravelle pileuse,
196	—	de Gravelle et Catarrhe de Vessie,
555	—	de Gravelle et de Goutte,
90	—	de Goutte, Gravelle et Asthme,
784	—	de Goutte,
290	—	de Goutte et Catarrhe de Vessie,
72	—	de Goutte, Hémorrhoïdes et Asthme,
85	—	de Rhumathismes goutteux,
1,322	—	de Maladies des reins (Nephrites, etc.
408	viennent achever	leur cure après l'opér. de la Pierre,
1,410	sont atteints	de Catarrhe de Vessie,
684	—	de maladies diverses de la Vessie,
254	—	— de la Prostate,
172	—	— du canal de l'Urètre,
178	—	— du Foie,
127	—	— de l'Estomac et des Intest.
60	—	— du système nerveux,
100	—	— de femmes,
37	—	— diverses.

10,000

La **Source du Pavillon** est la seule à Contrexéville qui ait opéré toutes les cures dont les plus éminents médecins ont fait mention depuis la seconde moitié du siècle dernier. C'est également cette **Source du Pavillon** que deux décrets impériaux, promulgués en 1860, ont déclarée d'intérêt public et à laquelle ils ont assuré un périmètre de protection ; c'est enfin celle à laquelle plus de 1300 buveurs viennent chaque année chercher leur guérison.

OPINION DES MÉDECINS

SUR LES

EAUX

DE CONTREXÉVILLE

De la Source du Pavillon

Contrexéville est au nombre des Etablissements minéraux qui n'ont plus besoin qu'on en développe les mérites. Sa réputation est faite et ne se discute plus. Les médecins les plus recommandables et les plus autorisés ont formulé à l'égard de cette Station bienfaisante une opinion unanime, que des considérations nouvelles ne peuvent ni modifier ni rendre plus formelle.

Les observations médicales, auxquelles ont donné lieu les cures faites à Contrexéville, depuis plus d'un siècle, se sont accumulées entre les mains des praticiens ; c'est pour eux une connaissance pour ainsi dire élémentaire, et une publication nouvelle ne saurait y ajouter.

Le but de cette notice n'est donc que de rappeler aux hommes de la science les titres de la **Source du Pavillon** à leur attention, et de confirmer les gens du monde dans

la confiance que des traditions de vieille date leur ont donn
en ses vertus secourables.

Le moyen le plus facile d'atteindre ce double résultat e
de réunir ici les opinions qui ont été exprimées sur Contre
éville ; nous reproduirons donc textuellement les principal
considérations publiées sur Contrexéville par les homm
qui, pendant de longues années, se sont consacrés à l'étu
de ses Eaux.

C'est le résumé des écrits de Bagard, Thouvenel et M
melet ; de MM. Trousseau, Civiale, Constantin-James, Pe
chier, Leroy d'Etioles, fils, A. Robert, Haxo, A. Roturea
A Millet, Baud, Treuil et Legrand du Saulle.

« S'il y a dans la nature un secours essentiel établi p
la Providence pour soulager l'homme dans ses douleurs
dans les maladies dont il est accablé, c'est sans contred
les eaux minérales. Mais si on distinguait, dans un genr
d'eaux, des substances formées dans les entrailles de l
terre, qui, en se mêlant avec cet élément, lui commun
quassent des vertus capables d'adoucir ces douleurs insou
tenables, qui sont occasionnées par la pierre ou le calcu
et que l'expérience confirmât cette propriété naturelle de l
dissoudre en fragments et de la faire dissoudre en gravi
du corps de l'homme, quel cas ne ferait-on pas d'une fou
taine aussi salutaire ? Quelle heureuse découverte pour l
genre humain !

« Une source aussi admirable ne serait-elle pas le pl
précieux de tous les remèdes et le plus important ?

« STRABON a décrit une Source miraculeuse d'eaux mi
nérales, auxquelles il attribue la propriété de diviser l
pierre de la vessie et d'en évacuer les graviers.

« GALLIEN fait aussi l'éloge d'une eau bitumineuse et mar

tiale, dont ceux qui étaient sujets à la gravelle faisaient usage par précaution.

« Serions-nous assez heureux pour donner à la patrie un témoignage de notre zèle, en communiquant au public nos observations sur la source de Contrexéville, dont les vertus ont beaucoup d'analogie avec celles dont nous venons de parler.

« Les Eaux de Contrexéville sont bonnes pour prévenir les retours de la *goutte*, pour rétablir la souplesse des nerfs et des parties membraneuses desséchées par l'humeur de cette maladie.

« Elles sont souveraines dans les *maladies des reins*, de la *vessie* et de l'*uréthrite*, surtout contre la *pierre*, la *gravelle*, les glaires et les carnosités de l'urètre.

« Nous osons avancer, sur des témoignages non suspects, qu'elles ont la vertu de faire sortir les pierres de la vessie, quand elles ne sont que d'une grosseur médiocre ; qu'elles ont la propriété de dissoudre en fragments celles qui sont plus grosses et d'une nature plâtreuse et graveleuse, même celles qui sont en partie plâtreuses et murales. »

Dr BAGARD,

Médecin du roi Stanislas.

(Extrait du Mémoire lu en séance publique de la Société royale des sciences et arts de Nancy, le 10 janvier 1760.)

« Les Eaux de Contrexéville sont éminemment diurétiques et dissolvantes ; elles ont l'avantage de parvenir à la vessie sans avoir éprouvé d'altérations sensibles, ce qui, outre la quantité considérable et la grande promptitude

avec laquelle elles y arrivent, semble prouver qu'elles y s
portées par d'autres voies que celles de la circulation g
nérale. »

« Dans les cas où il nous est donné de prévenir
formation des pierres ou leur accroissement, ce ne peut ê
qu'en fournissant aux urines un véhicule aqueux capa
d'empêcher la réunion et la congestion des matières calc
leuses, graveleuses ou glaireuses, soit en en opérant
dissolution, soit en en procurant l'expulsion. Ces proprié
diurétiques et apéritives d'une eau paraissant dépendre d'
degré de salinité médiocre en deçà et au-delà duquel ell
changent ou diminuent. »

Dr THOUVENEL,

Premier médecin du roi Louis XVI

(Extrait d'un Mémoire sur les Eaux de Contrexéville, 1774.)

« Les Eaux de Contrexéville sont souveraines dans l
affections graveleuses et calculeuses des reins et de la vessi
elles détachent les couches externes de ces corps étranger
les divisent et les entraînent avec une énergie remarquab
par les voies naturelles.

« Elles guérissent les voies digestives et génito-urinaire
et, quand ces affections ont un principe métastatique, ell
rappellent et rétablissent les évacuations supprimées ou d
minuées.

« Leur action est évidente dans la *goutte*, dont elles élo
gnent et affaiblissent complètement les accès. Plusieu
goutteux semblent radicalement guéris.

« Elles sont très-favorables aux personnes disposé
aux affections cérébrales ou déjà atteintes de ces mal
dies.

« A l'extérieur, elles sont d'une efficacité marquée, soit en douches, soit en injections, dans le catarrhe de la vessie, du rectum et du vagin.

« Elles favorisent la cicatrisation des vieux ulcères et surtout de ceux entretenus par les vices dartreux, scrofuleux ou vénériens.

« Elles sont un très-bon collyre dans l'ulcération des paupières. »

Dr MAMELET.

(Notice sur Contrexéville, 1840.)

« Il me paraît démontré que les Eaux de Contrexéville possèdent la propriété d'exciter fortement la contractilité de l'appareil urinaire, et que cette propriété les rend utiles pour déterminer *l'expulsion des gros graviers*, en même temps qu'elle conduit à un diagnostic plus certain de la *pierre vésicale*, question qui a plus de portée qu'on ne pense ; tandis qu'à Vichy, je le répète, les eaux sont propres surtout à modifier utilement la secrétion rénale, et qu'elles exercent sur la contractilité de la vessie un effet sédatif tel qu'aux eaux grand nombre de malades cessent momentanément de souffrir et se croient guéris.

« Plusieurs de mes malades affectés en même temps d'atonie et de *catarrhe grave*, auxquels j'avais conseillé les eaux de Contrexéville, en ont obtenu de si bons effets qu'ils y sont retournés de leur propre mouvement.

Dr CIVIALE.

(Traitement de la pierre et de la gravelle, 1828.)

— 14 —

« On a voulu, dans ces derniers temps, comparer le
eaux de Vichy à celles de Contrexéville ; on a même ét
jusqu'à dire que les premières étaient bien supérieures con
tre la gravelle, en sorte qu'il en était résulté un véritabl
discrédit pour Contrexéville ; mais les eaux de Contrexé
ville diffèrent essentiellement de celles de Vichy ; non-seu
lement elles conviennent dans *toute espèce de gravelle* e
même dans les *catarrhes de vessie*, ce qui n'est pas tou
jours vrai pour Vichy ; mais, ensuite, loin d'enduire l
calcul vésical d'une sorte de mucilage qui en masque les as
pérités, ainsi qu'on le remarque à la suite de l'usage d
l'eau de Vichy, ce qui peut induire sur la nature du mal dan
de très-grandes erreurs, *elles décèlent au contraire la pré
sence de la pierre* et donnent ainsi l'éveil au malade qui e
est atteint. »

Dr HAXO.

(Coup-d'œil sur les Eaux minérales des Vosges, 1817.)

« L'Eau de Contrexéville, bien administrée, produit iné
vitablement une action tonique et reconstituante sur le
convalescents, sur les sujets anémiques et sur tous ceu
auxquels une médication ferrugineuse est indiquée. On es
heureux de pouvoir appliquer un moyen hydrominéral qui
tout en causant des effets plus importants, soutient ou re
monte une constitution débilitée par une diathèse ancienne
ou par de longues douleurs.

« Aucune récidive de pierre n'a encore été constaté
sur les nombreux malades qui viennent chaque anné
s'adresser aux vertus prophylactiques des sources de Con
trexéville.

» Dans les catarrhes de vessie, il est bien rare que les eaux de Contrexéville n'arrivent pas à déterminer une guérison complète. Il est probable que les nombreux malades délivrés à ces sources d'une affection toujours si tenace ont contribué surtout à la réputation incontestable de ces eaux. »

Dr A. ROTUREAU.

(Traité des Eaux minérales, France.)

« Quand nos nombreux établissements thermaux, si divers, mais tous animés d'un même désir de faire du bruit dans le monde, s'illustraient et se vulgarisaient par le retentissement de la réclame, non moins que par l'étude et la discussion scientifique, Contrexéville seul, à peine tiré de son obscurité par les travaux consciencieux, mais peu retentissants, de Bagard et Thouvenel, attendait en silence de la reconnaissance seule de ses clients, que l'opinion médicale se fixât irrévocablement sur sa valeur précise.

« Pure de toute surprise, de toute excitation de l'opinion, dédaigneuse d'une éclosion précoce et partant éphémère, la bienfaisante source de Contrexéville, par le seul fait de la multiplicité et de la constance des guérisons qu'elle a disséminées de par le monde, est parvenue à ce point de notoriété publique *que son nom n'est pas moins identifié avec l'idée de gravelle et de goutte que celui de sulfate de quinine avec l'idée de fièvre intermittente.* Cette justice lui est rendue par tous et sans conteste. »

Dr PESCHIER.

(Notice sur les Eaux minérales de Vittel, 1855.)

2.

« Les Eaux minérales de Contrexéville diffèrent
celles de Vichy par deux points essentiels : d'abord, *el
conviennent à toute espèce de gravelle*, quelle qu'en s
la nature, attendu que ces eaux agissent plutôt par u
sorte d'irrigation répétée que par des combinaisons cl
miques ; ensuite, bien loin de faire disparaître la pie
ou d'en masquer la présence, en revêtant la surf;
d'un enduit soyeux, ainsi qu'on l'observe à Vichy, el
exaspèrent ces symptômes et souvent donnent le prem
éveil.

« Les Eaux de Contrexéville, administrées pour combat
l'affection goutteuse, *redonnent de la souplesse aux mi
cles et aux ligaments, et elles préviennent ensuite les i
crustations tophacées qui amènent si souvent l'ankylose.*

« ... On peut se représenter l'Eau de Contrexévil
prise en quantité aussi considérable, comme formant
véritables courants à travers la substance du rein, les ba
sinets et les canaux urinaires ; ces courants entraîna
avec eux les mucosités et les concrétions, leur font fra
chir les uretères et facilitent par suite leur chute dans
vessie.

« L'urine, ou plutôt l'eau minérale parvenue dans ce r
servoir, y séjourne assez pour agir sur ses parois. Celles-
vivement stimulées, se contractent avec plus d'énergie
expulsent, en même temps que les urines les graviers
même les calculs dont le volume est en proportion av
l'ampleur de l'urètre.

» L'eau de Contrexéville porte également son action si
les intestins. Presque tous les buveurs éprouvent, dans
matinée, de quatre à huit garde-robes, sans que l'abondan
de ces évacuations diminue en rien la quantité d'urine, q
paraît souvent dépasser celle de la boisson.

« Il semblerait qu'une telle abondance d'eau minéral
ingérée dans l'estomac, dût fatiguer, et, comme en di

noyer ce viscère. Presque toujours, au contraire, l'appétit augmente notablement, et les digestions deviennent plus rapides et plus faciles.

Dr Constantin JAMES.

(Guide aux Eaux minérales de France et de l'étranger, 1856.)

« La spécialité des eaux de Contrexéville est très-formelle ; elle s'applique au traitement de la *gravelle* et du *catarrhe vésical*. Ces eaux ont également été fort recommandées dans *la goutte*.

« Chez les individus affectés de *gravelle*, on voit presque constamment des émissions abondantes de sable rouge paraître rapidement, les douleurs rénales se dissiper, *les coliques néphrétiques* s'éloigner ou cesser entièrement.

« Cette action très-salutaire de l'Eau de Contrexéville, sur la gravelle, est incontestée et incontestable.

« L'usage des Eaux de Contrexéville s'est montré quelquefois salutaire comme celui de la plupart des eaux minérales dans des cas *de dyspepsie, de gastralgie, des désordres divers des fonctions hépathiques.* »

(Dictionnaire d'hydrologie médicale.)

« Un médecin, atteint de *catarrhe de vessie* qui est venu en 1854 à Contrexéville, et qui, paraît-il, s'en est trouvé très-bien, a publié les lignes suivantes : « J'ai pu me convaincre d'un fait qui a été d'ailleurs signalé par la plupart

des auteurs, à savoir que l'eau minérale de la **Source d**
Pavillon possédait une action réellement spécifique cont
le *catarrhe de vessie*. J'ai eu le bonheur de me guérir,
j'ai pensé qu'il était de mon devoir non-seulement d'a
quitter une dette de reconnaissance, en écrivant cet artic
mais encore de citer franchement mon exemple, afin qu
puisse servir à mes confrères et à leurs malades : en qu
tant l'hôpital, l'individu guéri ne pense-t-il point à ses comp
gnons de souffrance ? »

(Gazette des Hôpitaux du 29 mars 1865.)

« Les maladies pour lesquelles on fréquente habituell
ment Contrexéville sont assez peu nombreuses, puisque l
personnes atteintes *de la gravelle, de la goutte et de c*
tarrhe de vessie forment plus des trois cinquièmes des m
lades.

« *Les graveleux* affluent à Contrexéville, et il faut avou
qu'ils ont raison d'y venir, car ceux qui n'y sont pas guéri
(et c'est l'exception), s'en vont très-notablement soulagé
Grâce à ma position de médecin, j'ai été dépositaire d'u
foule de confidences, et j'ai pu me convaincre de l'efficaci
de ces eaux, non-seulement dans la *gravelle urique*, ma
encore dans les *gravelles phosphatiques* et la *gravelle ox*
lique.

« L'usage longtemps continué du bicarbonate de soude
des eaux alcalines, telles que celles de Vichy, ne sont p
sans danger. Les eaux de Contrexéville, au contraire,
donnent jamais lieu au moindre inconvénient, et peuve
être supportées par toutes les constitutions ; et de plus, ell
conviennent à toutes les espèces de gravelle, tandis que l

eaux de Vichy, applicablés à la gravelle d'acide urique, sont nuisibles aux autres variétés de la gravelle, et notamment à la gravelle phosphatique. Contrexéville possède enfin un avantage précieux pour beaucoup de malades peu favorisés par la fortune : toutes les dépenses y sont, en général, moins élevées qu'ailleurs.

« Pourquoi les eaux de Contrexéville sont-elles donc si efficaces dans la gravelle? Il est assez difficile de s'en rendre compte, car leur minéralisation, comparée à celle de Vichy, est fort peu considérable... Elles agissent, non pas en dissolvant, non pas en désagrégeant les calculs, comme l'ctit l'a prétendu pour les eaux de Vichy, mais elles agissent par une sorte de lixiviation en entraînant les graviers, en déblayant, en lavant les reins, les uretères et la vessie.

« *Les goutteux* sont presque en aussi grand nombre que *les graveleux* (j'entends ici par goutteux des malades ayant eu un ou plusieurs accès de goutte). La plupart de ceux que j'y ai vus étaient des malades que Vichy n'avait pas le moins du monde soulagés... Ils étaient venus, confiants dans l'antique réputation de Contrexéville, demander soulagement à ses eaux ; et bon nombre d'entre eux s'applaudissaient du choix qu'ils avaient fait. »

Dr A. MILLET, de Tours.

(Une Saison à Contrexéville, 3e édition.)

« L'action diurétique de l'Eau de Contrexéville est immédiate et très-prononcée ; à peine en a-t-on ingéré quelques verres que les urines deviennent très-abondantes et alcalines ; son action sur le tube digestif est plus ou moins rapide ; souvent, les premiers jours, les malades ont plusieurs gardes-robes ; quelquefois, au contraire, de légères constipa-

tions se font sentir ; ce dernier effet est dû probablement
l'action tonique du fer.

« Les Eaux de Contrexéville sont tellement héroïqu
dans la gravelle et dans *les calculs de petites dimension*
qu'on peut les employer avec certitude de succès dans c
affections si communes et si douloureuses.

Les graviers de la grosseur de 10 millimètres sur 3 occa
sionnent quelquefois de très-vives douleurs lors de leur er
traînement, les plus petits s'échappent quelquefois sans do
leur.

« D'après l'analogie qui existe entre les maladies calcu
leuses et *la goutte*, les Eaux de Contrexéville sont également
indiquées dans cette dernière affection. Les cures admirable
qui s'opèrent chaque année dans *la goutte* et *dans la gra
velle*, justifient la confiance que leur accordent toutes le
célébrités médicales.

» Dans les affections *chloro-anémiques*, elles réussisser
parfaitement en raison du fer qu'elles contiennent. Elle
conviennent surtout chez les jeunes filles hystériques et dé
licates. »

Dr A. ROBERT.

(Guide du médecin et du touriste, p. 119, 120. 1857.)

« Les eaux carbonatées calcaires, telles que celles d
Contrexéville, conviennent mieux à la *gravelle phosphatiqu*
En effet, dans cette affection, l'urine est ammoniacale, irr
tante et caustique pour la muqueuse de la vessie, dont l'ir
flammation, fournissant du mucopus, devient à son tour ur
cause d'alcalinité et de catarrhe, véritable cercle vicieux pa
thologique, duquel on ne peut sortir sans changer d'abord
nature de l'urine. Eh bien ! chose remarquable et avéré

mais inexpliquée jusqu'à ce jour, les Eaux de Contrexéville, qui contiennent des carbonates de chaux et de magnésie, joints à de la silice soluble et à de l'oxygène libre, rendent à l'urine son acidité normale mieux que ne le font toutes les limonades minérales, que l'on prend en grande quantité sans effet : elles lui donnent aussi une limpidité incolore presque aqueuse, parce qu'elles sont peu minéralisés (1). »

Dr LEROY D'ETIOLLES, FILS,
Médecin à Vichy.

« *Les goutteux* qui viennent chercher la guérison à la source de Contrexéville, sont sûrs d'y trouver un soulagement à leurs souffrances.

Les bénéfices de la cure contrexévillaine s'étendent pour le goutteux bien au-delà des résultats immédiats; l'hiver qui succède à une première saison dans les cas heureux, mais plus sûrement encore ceux qui succéderont à un deuxième et troisième retour à la source, sont de moins en moins fréquemment et de moins gravement traversés par les orages de la goutte. De nombreux malades ont récupéré d'une manière définitive la liberté de leurs mouvements et le régulier exercice de leurs fonctions. Quelques-uns même de nos anciens habitués affirment qu'après une fréquentation assidue de plusieurs années, ils n'ont plus gardé que quelques rares et insignifiantes manifestations goutteuses. »

Dr BAUD.

(*Mémoire sur les Eaux de Contrexéville.*)

(1) *Etudes sur la gravelle.* Brochure in-8°, Paris, 1857, p. 73.

« Je n'accorde pas aux Eaux de Contrexéville, de Va
de Pougues ou de Vichy, une action dissolvante sur les co
étrangers du rein et de la vessie. Lorsqu'un calcul est lo
dans l'un des reins, il faut qu'il en soit chassé et q
tombe dans le réservoir naturel de l'urine, car le médecin
peut pas plus guérir les calculs rénaux que les calc
biliaires. Ce qui, par exemple, est en son pouvoir, c'est
prévenir la formation de corps étrangers ultérieurs, d'en e
pêcher le développement, et de veiller, dans le cas de gr
velle urique, au maintien d'une urine normale, et, quand
s'agit de gravelle biliaire, à la conservation d'une bile
l'état physiologique. Si nous pouvons faire cesser la disp
sition particulière en vertu de laquelle ces calculs ont é
fabriqués, nous aurons déjà beaucoup fait.

. « Les Eaux minérales de Contrexéville, de Carlsba
Pougues, Vals ou Vichy, pourront immédiatement provoqu
l'expulsion de ces calculs, et faire que pendant six mo
un an, deux ans, et quelquefois plus, les malades n'aie
plus cette aptitude à produire des corps étrangers; en
mot, n'aient plus *la gravelle*. Qu'a fait alors la saison pass
à Contrexéville? A-t-elle amené la dissolution des calcul
En aucune façon, mais elle a profondément modifié la co
stitution, et elle l'a replacée dans sa rectitude norma
Comme il n'est pas d'usage que, en état de santé, on
livre à la fabrication de calculs hépatiques ou rénaux, ta
que la médecine thermale, — qui a une si grande puissar
sur les calculs, — continuera à faire sentir ses effets, il
se formera aucun produit nouveau; mais aussitôt que
habitudes physiologiques viendront à se troubler, les co
étrangers se reproduiront.

« Vous savez jusqu'à quelle frénésie on a poussé dans
derniers temps l'emploi des Eaux de Vals, de Vichy et
Carlsbad, dans les cas *de gravelle* et *de goutte*. Mon o
nion est que ces eaux, si fortement alcalines, — sont tr
dangereuses. Adressez-vous, au contraire, à des ca

faiblement minéralisées, comme celles de Pougues, de Contrexéville, de Plombières, Spa ou Wiesbaden, et non-seulement vous ne verrez jamais survenir d'accidents, mais vous constaterez dans la très-grande majorité des cas un sensible amendement. Lorsque *la gravelle* est liée à *la goutte*, Contrexéville vous donnera même des résultats thérapeutiques d'une grande valeur.

« Le médecin actuellement le plus occupé de Vichy pense, il est vrai, que les eaux de ces thermes célèbres sont utiles *aux goutteux*, mais dans une mesure très-restreinte, et c'est ainsi qu'il n'en conseille jamais l'usage pendant plus de dix ou douze jours de suite. La saturation alcaline lui apparaît effectivement comme une expression phénoménale d'une très-haute gravité, et capable de tuer en provoquant inopinément l'apparition d'une goutte atonique et viscérale. Que d'exemples n'a-t-il pas vus ! »

Dr TROUSSEAU.

(Leçons de clinique à l'Hôtel-Dieu, recueillies par M. le docteur LEGRAND DU SAULLE.)

DE L'ÉPOQUE

à laquelle on doit venir à

CONTREXÉVILLE

» A quelle époque de l'année est-il préférable de se re
dre aux eaux ? Du temps de *Plutarque*, on préférait le pr
temps et l'automne, et, si nous en croyons *Tibulle*,
Romains renonçaient aux bains pendant les chaleurs ca
culaires.

« La plupart des établissements thermaux ne sont c
verts que pendant trois ou quatre mois. Et cependant r
ne s'oppose, à la rigueur, à ce que les eaux soient pri
indifféremment pendant toute l'année, puisque leur temp
rature, leurs propriétés et leur action thérapeutique sont i
muables. Toutefois, nous ne saurions nier qu'il convi
mieux, sous beaucoup de rapports, de mettre à profit
beaux mois, c'est-à-dire ceux de juin, de juillet, d'août
de septembre, d'autant plus que, dans certaines contr
très-riches en établissements hydrominéraux, le climat lais
souvent à désirer. On croit généralement que le mois
juillet est préférable à tous les autres, et il en résulte da
quelques localités un encombrement très-regrettable. L
quartiers de bains sont littéralement assiégés. Heureu
ment nous n'en sommes pas là à Contrexéville, grâce a
nouveaux agrandissements et à la bonne entente qui règ
dans les différents services de l'Etablissement.

« Si l'on se rend aux eaux pour sa santé, on doit fa
bon marché des distractions et des plaisirs que les admin

trations thermales multiplient pendant les instants de foule, et profiter, au contraire, du calme salutaire que l'on y rencontre à ces deux époques de l'année.

Dr LEGRAND DU SAULLE.

(Huit années à Contrexéville. Brochure, 1865.)

Le docteur DURAND-FARDEL, dans ses lettres médicales sur Vichy, dit que les deux époques les plus convenables pour suivre avec fruit le traitement des eaux sont depuis le 15 mai jusqu'à la fin de juin et depuis le 15 août jusqu'aux premiers jours d'octobre.

Le docteur ALQUIÉ, médecin inspecteur à Vichy, conseille de prendre les Eaux à partir du mois d'avril jusqu'à la fin de juin et du 15 août aux premiers jours de novembre.

Le docteur E. BARBIER dit aussi, dans son article sur la thérapeutique thermale : Les mois de mai et juin, ou bien la période de temps comprise entre les mois d'août et fin septembre, offrent les conditions les plus favorables au traitement hydrothermal.

DURÉE DU TRAITEMENT

« La cure à Contrexéville est de 21 jours. Cette durée
peut pourtant pas être considérée comme absolue. On
continuer à boire plus longtemps si l'état morbide se p
pétue et tant qu'il subsiste. Du reste, la saturation se p
duisant toujours par une répulsion instinctive, on est as
averti de l'heure à laquelle la médication doit être ab
donnée. Cette saturation survient le plus souvent entre
seizième et le vingtième jour.

« Il est de toute nécessité, selon nous, que les gravele
guéris ou non guéris, afin d'éviter le retour du mal
d'exciter le mieux, ne manquent pas une seule année d'a
faire une visite aux eaux dont ils se seront déjà bien tr
vés. »

Dr TREUILLE.

(Notice médicale sur Contrexéville.)

BAINS ET DOUCHES

De grandes améliorations ont été apportées par la nouv
administration des Eaux minérales de Contrexéville dans l'
stallation des nombreux cabinets de bains et douches
viennent d'être établis avec tout le soin qu'on peut renc
trer dans les meilleures Stations thermales.

Le service ne laissera rien à désirer sous aucun rapport.

MODE D'ADMINISTRATION

« Les eaux de Contrexéville sont prescrites à la dose de trois ou quatre verres durant les premiers jours; et, les jours suivants, selon une proportion progressive, on augmente la dose d'absorption, qui doit diminuer dans la même proportion, pendant les derniers jours de traitements. »

Dr TREUILLE.

(Loco citato.)

« Les accessoires obligés du traitement consistent en bains, douches, injections et lavements. Jusqu'au jour de mon arrivée à Contrexéville, on a pris peu de bains. Je n'ai point à apprécier les motifs sur lesquels se sont fondés les confrères qui m'ont précédé; je ne doute pas qu'ils soient acceptables. Mais, après un mûr examen de la question, je déclare que j'ai cru en conscience devoir réagir contre cette abstention. Très-grand partisan des bains dans la plupart des maladies qui conduisent à Contrexéville, je déclare que n'en point prendre régulièrement c'est se priver d'un adjuvant d'une grande valeur. »

Dr LEGRAND DU SAULLE.

(Loco citato.)

« La douche appliquée au traitement de la gravelle jouit d'une efficacité réelle, incontestable; elle fait rendre du sable en notable quantité à ceux qui se sont soumis à son action. Pendant ma saison de vingt et un jours à Contrexéville, je n'ai pris que deux bains et dix-huit douches. Les douches me faisaient et m'ont fait un bien infini. Je rendais après chaque douche, dans la nuit, des quantités fabuleuses de sable rouge, très-fin, très-délié. »

Dr A. MILLET.

(Loco citato.)

CONSERVATION ET MODE D'EMPLOI

DES

EAUX DE CONTREXÉVILL

DE

LA SOURCE DU PAVILLON

TRANSPORTÉES

Les Eaux minérales de Contrexéville se conservent très-lor
temps et ne perdent, par leur transport, aucune de leurs principa
propriétés.

Des bouteilles analysées, après deux années de séjour dans
cave, n'avaient rien perdu de leurs vertus.

Leur conservation parfaite est due à leur nature et aux so
minutieux qui sont pris pour leur mise en bouteille ; on n'empl
que des bouteilles en verre noir parfaitement propres, lav
avec l'eau des sources, et des bouchons de première qualité ;
bouteilles sont revêtues de capsules en étain, que l'on ne p
qu'après avoir goudronné préalablement le goulot de chaq
bouteille.

Les Eaux transportées doivent être prises le matin à jeun,
manière à ce que le dernier verre soit bu une heure et demie
moins avant le repas. Cependant plusieurs personnes les ont pri
pendant le repas avec le vin, et s'en sont parfaitement trouvé
Elles ne troublent pas le vin et ne lui donnent aucun goût dés
gréable, comme la plupart des eaux médicinales.

« Aux graveleux qui ont fait une saison à Contrexéville, je
commanderai de faire, en octobre et en novembre de chaque ann
une saison de quinze jours, en buvant chez eux, chaque matin
jeun, une bouteille d'eau de Contrexéville. Ils n'auront qu'à se lo
de ce complément du traitement.

« Que ceux qui se seront bien trouvés d'une première sais
faite à Contrexéville ne négligent pas d'en aller faire une seconde
même une troisième. Leur guérison est souvent à ce prix.

« C'est de l'ensemble de tous ces moyens que naîtra, sinon
guérison, toujours du moins une amélioration presque constante

Dᴿ A. MILLET.

(*Loco citato.*)

Toutes les bouteilles d'Eau Minérale naturelle

DE CONTREXÉVILLE

DE LA

Source du Pavillon

Sont couvertes d'une capsule en étain portant
ces mots :

EAU MINÉRALE DE CONTREXÉVILLE, SOURCE DU PAVILLON

MODÈLE DE LA CAPSULE :

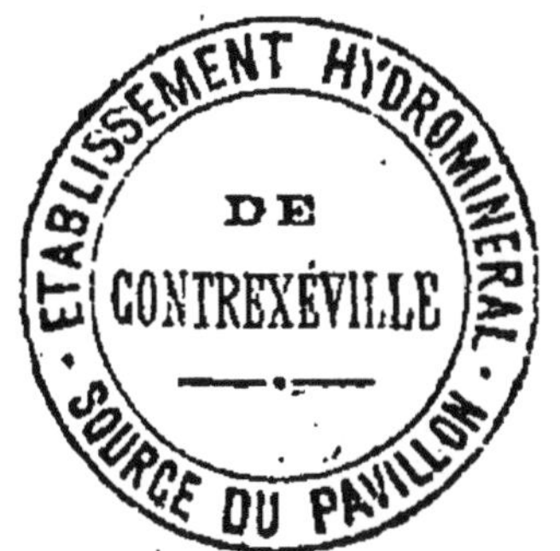

Les étiquettes en papier blanc sont toutes revêtues de
la griffe de

M. E. MERMET

Directeur-Gérant de l'Etablissement hydrominéral de Contrexéville.

Toute bouteille non revêtue des capsule et étiquette ci-dessus
ne proviendrait pas de la *Source du Pavillon*.

EAU DE CONTREXÉVILLE

(Vosges)
SOURCE du PAVILLON

Déclarée d'intérêt public par décret Impérial du 4 Août 186

TARIF

du prix de l'eau en bouteilles et en caisses; air
que du transport par voie de fer depuis l'Et
blissement hydrominéral de Contrexéville, ju
qu'à la gare de destination.

TARIF DU PRIX DE L'EAU
livrée à l'Etablissement.

Caisse de 50 bouteilles.....   **30** fr. (environ 100 kilos.)
Caisse de 25 bouteilles.....   **15** fr. (environ 50 kilos.)

Il doit être ajouté au prix du transport 50 c., dont 10 c. pour
registrement et 20 c. pour timbre du récépissé formé par la g
d'expédition de La Ferté-Bourbonne ou de Charmes, et qui
l'envoi pour servir de lettre de voiture, jusqu'au destinataire.

Les 20 c. de l'avis d'expédition au destinataire sont à la charge
celui-ci.

Adresser les demandes d'eau de la source du **Pavillon**
à M. MARMET, directeur de l Etablissement, à CONTREXÉVILLE (Vos
ou bien
au dépôt principal, rue de la *Michodière*, 23, à PARIS,
siége de l'administration.

OBSERVATION ESSENTIELLE. — Le tarif du transport de
eaux n'est publié par la Société de Contrexéville qu'à titre de sim
renseignement. Dans le cas de différence en plus dans les ta
qu'il indique, c'est aux chemins de fer et non à la Société que
destinataire pourra réclamer justification de la régularité de
perception.

Expédition dans le monde entier
de l'Eau de la
SOURCE DU PAVILLON
Découverte en 1750 — Déclarée d'intérêt public en 1860

30 fr. la caisse de 50 bouteilles à Contrexéville

Prix de la caisse de 50 bouteilles dans les principales villes de France et de l'étranger

Ville	Prix	Ville	Prix	Ville	Prix
Amiens	36 85	Lille	37 75	Saint-Quentin	36 »
Angers	39 30	Limoges	41 15	Toulouse	41 60
Bayonne	45 50	Le Mans	38 10	Tours	38 85
Bordeaux	42 35	Lyon	56 35	Strasbourg	34 35
Bourges	38 80	Marseille	39 58		
Brest	41 85	Montpellier	39 50		
Caen	38 35	Nancy	38 55		
Calais	38 35	Nantes	39 50	Francfort	36 55
Colmar	34 70	Orléans	37 30	Berlin	45 20
Dijon	34 75	Paris	35 25	Genève	38 45
Epernay	33 55	Périgueux	42 10	Turin	47 65
Evreux	36 75	Reims	34 95	Vienne	43 45
Le Havre	33 20	Rennes	39 60	Bruxelles	35 80
Laon	35 25	Rouen	37 10	Londres	42 30

Les expéditions se font contre remboursement, mais, pour éviter les frais de retour d'argent, on a la faculté d'envoyer, avec les demandes, un mandat sur la poste, et 40 centimes pour affranchissement de lettres d'avis d'expédition.

SERVICE MÉDICAL

MM. les Docteurs :

J.-M. CAILLAT ✳, médecin inspecteur.

LEGRAND DU SAULLE, médecin de l'hospice d Bicêtre. médecin consultant

LECLERC, ✳, médecin consultant.

RENSEIGNEMENTS GENERAUX

BUREAU TÉLÉGRAPHIQUE

Ouvert du 1er Juin au 30 Septembre, de 9 heures d matin à 7 heures du soir.

BUREAU DE DIRECTION DES POSTES

Ouvert de 7 heures du matin à 5 heures du soir.

Trois courriers par jour ; correspondance avec Paris e 13 heures.

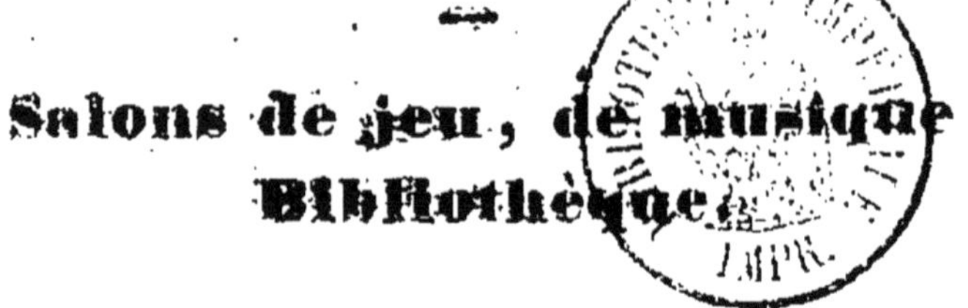

ITINÉRAIRE DE CONTREXÉVILLE

On se rend de Paris à Contrexéville par le chemin de fer de l'Est, ligne de Mulhouse, station de La Ferté-Bourbonne.

On délivre, à la gare de Mulhouse à Paris, des billets de correspondance pour Contrexéville.

PRIX DES PLACES.

1re classe : 45 f. 75. – 2e classe : 34 f. 55. – 3e classe : 26 f. 20.

DEPOT PRINCIPAL

ET

SIÉGE DE LA SOCIÉTÉ

DES

EAUX MINÉRALES

DE CONTREXÉVILLE

23, rue de la Michodière,

A PARIS